TRAITEMENT

DE

L'OPHTHALMIE SYMPATHIQUE

PAR

Ernest CHUFFART

DOCTEUR EN MÉDECINE DE LA FACULTÉ DE PARIS

Ancien aide d'anatomie,

Lauréat de la Faculté de médecine de Lille.

PARIS

ALPHONSE DERENNE

Boulevard Saint-Michel, 52

1881

TRAITEMENT

DE

L'OPHTHALMIE SYMPATHIQUE

PAR

Ernest CHUFFART

DOCTEUR EN MÉDECINE DE LA FACULTÉ DE PARIS

PARIS
ALPHONSE DERENNE
Boulevard Saint-Michel, 52
1881

A MON PRÉSIDENT DE THÈSE

M. LE PROFESSEUR GOSSELIN

Membre de l'Académie de Médecine
Professeur de Clinique chirurgicale
Commandeur de la Légion d'honneur, etc., etc.

A. M. LE Dr A. DESPRÈS

Professeur agrégé à la Faculté de médecine de Paris
Chirurgien à l'hôpital de la Charité.

A M. LE Dr ALPHONSE DESMARRES

Professeur libre d'Ophthalmologie
Chevalier de la Légion d'honneur, etc.

Hommage de reconnaissance et de sincère affection.

TRAITEMENT

DE

L'OPHTHALMIE SYMPATHIQUE

AVANT-PROPOS

« Ophtalmie sympathique (1) est un terme général qui sert à désigner non pas une maladie unique et spéciale, mais tout une série de lésions oculaires reliées entre elles par un constant rapport de causalité, quoique différentes les unes des autres par leur siège et leurs manifestations symptomatiques. Lorsqu'un œil a subi un traumatisme ou des lésions inflammatoires graves, et que ce traumatisme ou ces lésions ont entraîné des désordres locaux profonds et incurables, il arrive souvent que l'autre œil sain devienne, après un certain temps et sans cause apparente, le siège de troubles fonctionnels ou trophiques variables : ces troubles sont dits sympathiques : leur ensemble constitue l'ophthalmie sympathique. »

C'est à la description de l'iritis sympathique par Macken-

1. Gosselin. Article ophthalmie sympathique. — *Dictionnaire de médecine et de chirurgie pratiques.*

zie en 1843, qu'il faut remonter, pour avoir une description un peu nette de l'ophthalmie sympathique : avant lui, Demours en 1818 dans son « *Traité des maladies des yeux* », Wardrop en 1819, Barton en 1835 et Auguste Bérard avaient bien rapporté des observations isolées d'un œil malade retentissant sur son congénère, mais aucun d'eux n'avait su en faire une affection distincte, ayant son étiologie, sa pathogénie et ses symptômes au même titre que toutes les autres affections du globe oculaire, telles que la conjonctivite ou la kératite, par exemple.

Trente-sept ans à peine nous séparent du jour où cette affection a pris place dans la nosologie, et cependant son histoire est déjà fort longue : mais notre but n'est pas de faire l'histoire complète de l'ophthalmie sympathique, aussi passerons-nous sous silence les nombreuses discussions qu'elle a soulevées et toutes les théories qu'elle a fait naître, et nous nous attacherons surtout et d'une façon presque exclusive au traitement de cette affection.

Nous n'ignorons pas que ce sujet est difficile, aussi ne l'abordons-nous pas sans crainte : nous ne nous faisons aucune illusion sur l'insuffisance de ce travail, et nous ne réclamons pour lui d'autre mérite que celui d'être une étude consciencieuse basée sur des faits et non sur des hypothèses.

Avant d'aborder notre sujet, qu'il nous soit permis de témoigner toute notre reconnaissance à notre savant maître M. Alph. Desmarres qui, avec une bienveillance dont nous ne saurions trop le remercier, a mis pendant un an à notre disposition toutes les ressources instructives dont il disposait dans son dispensaire de la rue Hautefeuille.

Qu'il nous soit permis d'adresser tous nos remerciements à M. Arm. Després qui nous a autorisé à publier trois observations recueillies dans son service de l'hôpital Cochin, et à M. le professeur Gosselin qui a bien voulu accepter la présidence de notre thèse.

DIVISION DU SUJET

Nous diviserons notre sujet de la façon suivante :

Dans un premier chapitre, nous traiterons très succinctement de la pathogénie de l'ophthalmie sympathique et de la cyclite dans ses rapports avec cette affection.

Dans un second chapitre, nous ferons l'historique des traitements employés jusqu'à ce jour.

Le troisième chapitre sera consacré à la critique des procédés opératoires actuellement préconisés.

Dans un quatrième chapitre, nous ferons l'étude comparée de l'énucléation et de l'amputation de l'hémisphère antérieur de l'œil, soit comme opération préventive, soit comme opération curative ; puis nous tirerons nos conclusions.

CHAPITRE PREMIER

1° PATHOGÉNIE DE L'OPHTHALMIE SYMPATHIQUE

La pathogénie de l'ophthalmie sympathique est encore environnée de beaucoup d'obscurité : quelle voie suivent les irritations parties du premier œil pour provoquer dans le second les troubles fonctionnels ou nutritifs ? Tel est l'état de la question.

Trois hypothèses ont été émises : la première incrimine les vaisseaux sanguins de l'œil blessé qui sont en état de congestion : ils pourraient transmettre à ceux du côté opposé, grâce à leurs fréquentes anastomoses, une disposition analogue à celle dans laquelle ils se trouvent eux-mêmes, et alors l'ophthalmie sympathique apparaîtrait ! Cette théorie n'eut jamais d'autre défenseur que son auteur, et elle tomba même sans discussion.

La seconde est due à Mackenzie : « La principale voie, dit-il, par laquelle se produit l'ophthalmie sympathique est l'union des nerfs optiques ; il est extrêmement probable que la rétine de l'œil blessé est dans un état d'inflammation qui se propage le long du nerf optique jusqu'au chiasma, et puis de là l'irritation inflammatoire est réfléchie à la rétine de l'œil opposé le long de son nerf optique. » A peine émise, l'hypothèse de Mackenzie fut très vivement combattue par Tavignot en 1849, puis plus tard par Henri

Muller, Pagenstecher et Czerny, au point qu'elle est aujourd'hui presque complètement abandonnée.

On lui a opposé des objections capitales ; ainsi l'examen ophthalmoscopique, de son côté, prouvait que dans la plupart des cas observés, la papille présentait une vascularisation normale, et que la rétine était saine ; or, la propagation se faisant par le nerf optique, les altérations nutritives devaient débuter par la rétine. D'un autre côté, on a rapporté de nombreuses observations des cas où le nerf optique était entièrement atrophié et réduit à une trame cellulaire à l'époque à laquelle éclata l'ophthalmie sympathique. Dans ces cas, l'examen histologique démontrait que les nerfs ciliaires seuls paraissaient normaux ou peu altérés : ce fut l'origine de la troisième hypothèse, qui, disons-le de suite, est admise aujourd'hui par la plupart des chirurgiens. Un peu obscure à ses débuts, et vivement combattue par des autorités comme Mooren et de Graefe, elle ne prit droit de domicile dans la science que du jour où l'examen microscopique vint montrer son évidence.

Czerny, pratiquant des coupes sur des yeux énucléés, trouva les lésions suivantes : au lieu de présenter leur coloration et leur structure normales, les tubes nerveux étaient pâles, en partie dépourvus de leur myéline, avec prolifération des noyaux de la gaîne de Schwann : de plus, autour des nerfs ciliaires, il constata une énorme prolifération des cellules de la choroïde, qui, par leur amas, provoquent sans doute des phénomènes d'irritation continue.

L'explication de cette troisième hypothèse peut se résumer de la manière suivante : les irritations de l'œil malade suivent les nerfs ciliaires, arrivent dans les centres nerveux et là se réfléchissent sur les vaso-moteurs de l'œil sain pour y déterminer des troubles vasculaires et nutritifs. Cette explication est vague, mais elle a pour elle le mérite de satisfaire l'esprit, et dans l'état actuel de la science, nous ne croyons pas qu'aucune autre puisse la remplacer avantageusement. Tous les chirurgiens sont d'avis que l'affection débute par les nerfs ciliaires, et surtout par le cercle ciliaire qui est pour ainsi dire leur épanouissement, mais les difficultés grandissent si l'on veut pénétrer plus avant et suivre le trajet inflammatoire partant de l'œil malade pour se rendre à l'œil sain.

« Cependant, dit M. Gosselin, cette théorie a pour elle et c'est là un sérieux appoint, l'observation clinique qui démontre d'une part, que l'ophthalmie sympathique ne se produit pas, si les nerfs ciliaires du côté malade sont complètement détruits, et, d'autre part, que les traumatismes de la zone ciliaire sont de beaucoup les causes les plus fréquentes des accidents sympathiques développés du côté opposé ». « Chez les malades devenus aveugles à la suite de plaie de l'un des deux yeux, nous avons toujours vu la blessure ou la cicatrice occuper la région ciliaire, là où se trouvent les ramifications d'un plexus nerveux très riche » (Rondeau, thèse de Paris, 1866).

M. Paul Reclus, dans sa thèse d'agrégation de 1878, sur les « ophthalmies sympathiques » n'est pas moins affirmatif : « Il nous semble, dit-il, qu'un fait domine souverainement l'étiologie des affections sympathiques, c'est qu'une cause est d'autant plus active qu'elle s'attaque plus directement au corps ciliaire. » Mooren enfin, de son côté, en parlant de la cyclite comme cause déterminante de l'ophthalmie sympathique, s'écrie : « Chaque jour, nous « avons l'occasion de vérifier l'*infaillibilité de cet apho-* « *risme.* »

Le corps ciliaire blessé s'enflamme, et c'est le plus souvent par l'intermédiaire de cette inflammation que se développent des accidents à distance. La richesse des éléments anatomiques que renferme le cercle ciliaire nous fournit l'explication de l'importance de cette région : en effet, artères, veines, vaisseaux lymphatiques, tout y est accumulé et y forme des réseaux innombrables. Quant aux nerfs de cette région, qui ne sont que la continuation des nerfs ciliaires, arrivés au muscle ciliaire, ils se divisent chacun en deux ou trois branches qui s'anastomosent avec les rameaux des nerfs *ciliaires* voisins, de manière à constituer un très riche plexus circulaire. Ce plexus, avec les petits ganglions qu'il renferme, joue le rôle d'un petit centre nerveux trophique et concourt à la nutrition des parties profondes : c'est une sorte de ganglion intra-oculaire étalé dans la région ciliaire.

Or, en présence de cette importance du cercle ciliaire, n'était-il pas juste de se demander, si la section complète de cet organe qui est la cause ordinaire primitive ou secondaire de l'ophthalmie sympathique n'amènerait pas la disparition des troubles auxquels son inflammation avait donné naissance ; c'est la question que se sont posée les auteurs qui ont admis et pratiquent aujourd'hui l'amputation de l'hémisphère antérieur de l'œil, traitement que nous avons vu appliquer par notre maître M. Desmarres, avec le plus grand succès, et dont nous discuterons la valeur dans un prochain chapitre.

2° *Causes de la cyclite dans leur influence sur les altérations sympathiques.*

Étant admis que l'inflammation du cercle ciliaire est la cause ordinaire des accidents sympathiques, nous avons jugé utile de consacrer quelques lignes aux causes de la cyclite dans leur influence sur les altérations sympathiques.

Au premier abord, cette digression pourra paraître inutile, mais si l'on songe que le procédé opératoire qui fait pour ainsi dire l'objet de notre thèse (l'amputation de l'hémisphère antérieur de l'œil) repose tout entier sur l'importance du cercle ciliaire, on trouvera peut-être que ce chapitre était indispensable.

Si l'on considère la situation anatomique du corps ciliaire par rapport à la choroïde et à l'iris, on comprendra facilement comment les formes intenses ou rebelles de la cyclite peuvent s'étendre avec rapidité du côté de ces deux membranes, et réciproquement, comment toute iritis ou toute irido-choroïdite peut se compliquer de cyclite, accident toujours redoutable, car l'œil atteint de cyclite n'est pas seulement menacé dans son existence et dans ses fonctions, mais il devient une source de dangers pour le second œil par les altérations sympathiques qu'il peut déterminer dans ce dernier. » Depuis que je pratique l'art de guérir, dit Mooren, j'ai eu l'occasion de constater cinquante-deux cas d'amaurose sympathique par l'intermédiaire d'une cyclite qui avait existé sur le premier œil. » En effet beaucoup d'amoroses doubles que nous regardons comme la suite d'une irido-choroïdite ont une origine distincte, et ne sont en réalité pour l'un des deux yeux, que le résultat d'une inflammation sympathique qui s'est propagée d'un côté à l'autre.

Quelquefois l'iridectomie que l'on pratique contre l'irido-choroïdite détermine une cyclite, et un mois, deux mois ou plus, après l'opération, l'inflammation gagnant le second œil, on a alors tous les accidents de l'ophthalmie sympathique.

Si, généralement, ce sont les causes externes ou les procédés opératoires qui amènent l'irido-choroïdite, certaines causes internes sont aussi capables de déterminer cette redoutable affection, la syphilis, par exemple. Dans ce cas également elle peut se compliquer de cyclite. Dès qu'on a reconnu la cause du mal, on a de suite recours au traitement mercuriel qui souvent donne de bons résultats; toutefois l'affection peut, dans certains cas, non-seulement persister mais encore se compliquer de troubles sympathiques nécessitant une intervention chirurgicale immédiate. De Graefe rapporte un cas de ce genre dans lequel il a été forcé d'en venir à l'énucléation pour guérir son malade de ses accidents sympathiques : « Toute irido-choroïdite spontanée, compliquée de cyclite, dit-il, une fois qu'elle a atteint un certain degré d'intensité, peut, abstraction faite de sa cause, exercer une influence sympathique, tout aussi bien que les formes purement traumatiques. »

Nous pourrions répéter la même chose pour les tumeurs intra-oculaires amenant des irido-choroïdites se compliquant d'irido-cyclite.

Les décollements spontanés de la rétine, la présence d'un cysticerque dans l'œil, sont aussi capables de donner naissance à une irido-cyclite ou à une irido-choroïdite se compliquant de cyclite suivie de tout le cortège des troubles sympathiques.

De Graefe, à la suite d'une amaurose suivie d'une cyclite très intense, pratiqua l'énucléation de l'œil, et la dissection de l'organe lui fit découvrir un cysticerque enkysté dans une petite loge. Jacobson, dans les *Archives de de Graefe*, rapporte un cas tout à fait analogue qu'il a observé à sa clinique. M. Cunier, professeur d'ophthalmologie à la Faculté de médecine de Lille, nous a dit avoir rencontré le même cas chez un de ses opérés par énucléation pour combattre une ophthalmie sympathique commençante.

Comme causes fréquentes de la cyclite amenant des phénomènes sympathiques, citons les prolapsus de l'iris : qu'ils soient ou simples ou multiples, leur mode d'action est toujours le même : l'iris incarcéré dans la cornée exerce des tractions sur le corps ciliaire, d'où cyclite consécutive avec toutes ses conséquences. Il va sans dire que les dangers de nature sympathique sont en raison directe des tractions exercées, et nous pouvons ajouter que plus les ectasies de la cornée sont rapprochées du cercle ciliaire, plus les accidents sont à craindre, à cause des plexus nerveux très développés à ce niveau, plexus qui offrent un point d'attaque des plus favorables aux influences des tractions qui s'exercent.

C'est aussi par traction qu'agissent les staphylômes pour produire les troubles sympathiques, mais ici, un nouvel élément s'y ajoute, c'est le cristallin qui, refoulé en avant, vient comprimer le cercle ciliaire lui-même ; tiraillé d'un côté, et comprimé de l'autre, cet organe s'enflamme presque fatalement.

Les luxations spontanées, mais surtout les luxations traumatiques du cristallin, sont aussi capables d'amener des réactions sympathiques : dans ce dernier cas, en effet, avec le déplacement traumatique de la lentille, il y a eu contusion de la région ciliaire. Au beau temps de la réclinaison, les accidents de ce genre n'étaient pas chose rare.

Enfin un œil artificiel, qui par une pression continue, irrite un œil atrophié, peut s'accompagner des mêmes accidents que la luxation du cristallin ; la cause change, mais le résultat peut être le même.

Nous terminerons notre énumération par les contusions de la partie antérieure de l'œil que l'on peut mettre au premier rang dans l'étude des causes de l'ophthalmie sympathique. Évidemment leur action est très variable, suivant que le traumatisme est plus ou moins violent, et la portion lésée plus ou moins étendue : cependant, une cyclite survenue dans de pareilles conditions doit toujours être surveillée avec soin, car les symptômes du début peuvent être insignifiants en apparence et amener subitement à un moment donné une réaction sympathique terrible.

Comme nous l'avons vu plus haut, les blessures de la région ciliaire offrent plus de gravité que celles de toute autre partie de l'œil. Si la lésion porte au point de jonction de la sclérotique et de la cornée, la guérison peut ne pas se faire attendre, mais pour obtenir ce résultat heureux, le corps ciliaire doit être resté intact. Si le corps ciliaire est blessé, les troubles sympathiques sont la règle ; à moins que la cicatrisation s'effectue sans qu'un seul filet ciliaire soit englobé dans le travail de réparation, et dans ce cas malheureusement trop rare, on peut encore obtenir la guérison. Et cependant, la guérison apparente étant ainsi obtenue, il faut encore surveiller avec soin l'œil atteint, et ne pas poser un pronostic trop prématuré, car on a vu de ces lésions qui paraissaient définitivement guéries, être, en quelques jours, suivies de troubles sympathiques de la plus haute gravité.

Dans les blessures de la sclérotique, en arrière du corps ciliaire, la guérison est généralement rapide : on a même vu des cas dans lesquels le corps vitré s'était en grande partie écoulé au dehors, et malgré ces graves désordres, il ne survint aucun accident par la raison bien simple que le corps ciliaire n'avait pas été lésé.

En pareil cas, une complication possible, c'est le décollement de la rétine, quand la cicatrice de la plaie se rétracte, décollement qui par ses oscillations vient irriter la choroïde ; celle-ci réagit à son tour sur le cercle ciliaire et de là l'explosion de troubles sympathiques un mois, deux mois, un an et quelquefois plus, après l'accident primitif.

Un corps étranger pénétrant dans l'œil sans intéresser le corps ciliaire peut s'enkyster dans la sclérotique et de cette manière n'amener aucune réaction sympathique, à la condition qu'il reste enkysté. Mais si, au contraire, il vient irriter quelque nerf ciliaire, ou s'enchasse dans le corps ciliaire, l'ophthalmie réflexe est certaine, et son apparition ne se fait généralement pas attendre, bien qu'on ait vu des cas où des années s'écoulèrent entre l'accident et les complications sympathiques.

Si nous jetons maintenant un regard d'ensemble sur ce que nous venons de traiter dans ce chapitre, nous trouvons pour expliquer chacune des éventualités décrites, trois facteurs : 1° une lésion primitive d'origine spontanée ou traumatique ; 2° la cyclite qui vient la compliquer, et qui, 3° réagissant par les nerfs ciliaires sur l'œil opposé amène des troubles sympathiques.

En terminant, nous croyons donc pouvoir tirer les conclusions suivantes :

Toute inflammation de l'uvée, quelle qu'en soit la cause primitive, peut amener des troubles sympathiques, soit qu'elle débute par une cyclite, soit qu'elle ne prenne ce caractère que secondairement.

CHAPITRE II

EXPOSÉ DES TRAITEMENTS EMPLOYÉS CONTRE L'OPHTHALMIE SYMPATHIQUE

Depuis que l'ophthalmie sympathique est entrée dans le cadre nosologique, les traitements institués pour la combattre ont beaucoup varié. On a proposé les méthodes les plus diverses et chacune d'elles a été l'objet de discussions très vives. Cependant, si l'on fait un examen analytique des différents procédés employés, on voit que tous les chirurgiens sont tombés d'accord sur la conduite à tenir en présence de cette affection ; tous, en effet, ont établi qu'il fallait supprimer l'œil ou partie de l'œil primitivement malade pour l'empêcher de réagir sur son congénère. Bien plus, et chose bizarre, le traitement fut connu et appliqué, empiriquement peut-être, il est vrai, bien avant que Mackenzie ait isolé et défini l'ophthalmie sympathique : en effet, en 1819, Wardrop incisait l'œil et vidait son contenu dans les cas d'ophthalmie sympathique chez les chevaux.

Aussitôt qu'une ophthalmie sympathique se déclare, la première chose à faire est d'éviter tout effort, toute fatigue de la vue, aussi devra-t-on mettre sur les yeux du patient un bandeau flottant. Si l'on ne voit pas trace d'inflammation, tout pourra se borner là pour le traitement : si, au contraire, aux troubles simplement irritatifs viennent succéder des phénomènes inflammatoires, on essayera les antiphlogistiques, tels que sangsues au pourtour de l'orbite, collyres, et frictions mercurielles. Certains chirurgiens ont même tenté l'iridectomie comme antiphlogistique dans la période aiguë; empressons-nous de dire que les résultats ont été déplorables, aussi voyons-nous aujourd'hui Bowmann, de Graefe, Critchett, Mooren, Panas, Donders et Desmarres rejeter complètement cette opération à cette période de l'affection. A supposer qu'on veuille y avoir recours pour débarrasser la pupille, il faut toujours attendre que la période aiguë soit passée.

Comme traitement général, et à côté de ce traitement local Mackenzie et Tavignot se sont servis du calomel : M. Verneuil donne du sulfate de quinine qu'il associe avec son traitement par la blépharorhaphie.

Les moyens que nous venons d'énumérer et qu'on pourrait appeler médicaux sont insuffisants : on rencontre bien çà et là quelques rares observations de troubles sympathiques d'un œil qui ont cédé à l'emploi de ces moyens médicaux, mais ils sont souvent infidèles, et il ne faut pas qu'une amélioration momentanée vienne endormir le chirurgien dans une sécurité trompeuse, et lui faire perdre tous les avantages d'une opération pratiquée en temps opportun. Les progrès souvent latents de cette affection insidieuse, ses récidives fréquentes doivent toujours tenir l'esprit en éveil et un parti décisif doit être pris avant que les troubles réflexes aient entraîné des lésions de structure qui rendraient plus tard l'opération inutile; aussi préfère-t-on aujourd'hui intervenir de suite sur l'œil sympathisant par des moyens chirurgicaux que nous allons passer en revue.

Wardrop qui opérait sur les chevaux, s'était d'abord

servi de caustiques pour détruire l'œil sympathisant ; plus tard, il incisa l'œil et vida son contenu. En parlant de cette opération, il disait : « On pourrait obtenir aussi quelque avantage en appliquant avec discernement à l'homme, dans certaines affections oculaires où le mal, attaquant d'abord l'un des yeux, passe ensuite à l'autre pour déterminer la cécité complète, l'opération qui réussit si bien chez les animaux. » Wardrop était dans le vrai, et l'avenir lui donna raison.

Mais cette opération praticable sur les chevaux, comment la faire accepter par un malade, telle était la difficulté, et, du reste, réussirait-elle sur l'homme comme sur les chevaux ? Telle était la situation plus qu'embarrassante des chirurgiens de l'époque, aussi les voyons-nous chercher des moyens de traitement plus simples et surtout moins effrayants. C'est ainsi qu'on voit de Graefe proposer le traitement suivant, qui consiste à passer un fil de laine au travers de la cornée, de manière à provoquer ainsi une inflammation vive suivie de fonte purulente de l'œil ; l'atrophie du globe oculaire survenait rapidement et l'œil opposé n'avait plus rien à redouter.

Mais cette opération très simple devait bientôt disparaître pour deux raisons importantes : 1° parce que la panophthalmie consécutive à l'application du fil de laine est très douloureuse, qu'elle peut retentir sur l'encéphale et se compliquer de phlébite et de coagulation sanguine dans les sinus cérébraux ; 2° parce que, si généralement le phlegmon de l'œil n'amène pas de troubles sympathiques, « ce qu'on pourrait attribuer à la destruction des nerfs ciliaires par la suppuration » (Reclus), il ne faut pas oublier que Rossander et Ledoux ont rapporté des observations avec phénomènes sympathiques malgré la fonte purulente de l'œil.

Barton, de Manchester, dès l'année 1834, suivit l'exemple de Wardrop : son opération consistait en une simple incision à la cornée, puis il exprimait le cristallin au dehors ainsi qu'une petite partie du corps vitré. Ce procédé opératoire lui donna des résultats relativement satisfaisants, mais nous devons ajouter que Barton ne l'employait que dans les cas de plaie avec pénétration du corps étranger.

En France, Laugier, le traducteur de Mackenzie, rapporte un fait qu'il a observé en juillet 1843. Il s'agit d'un morceau de capsule qui perfore la cornée de l'œil droit à son bord externe et vient déchirer l'iris dans toute sa longueur depuis sa circonférence jusqu'au bord de la pupille. Après la disparition des phénomènes aigus qui durèrent quinze jours, Laugier redoutant l'invasion de l'ophthalmie sympathique, imite Barton, fait une large incision de la cornée à l'aide d'un couteau à extraction ; il va à la recherche du corps étranger, l'extrait et deux mois après, le malade sortait bien guéri de l'hôpital Beaujon.

Mackenzie fait alors paraître son travail sur l'iritis sympathique, mais il s'attache surtout à la description de l'affection, et laisse complètement de côté la question du traitement.

Cinq ans plus tard en 1849, Tavignot décrit à son tour l'iritis sympathique dans la *Gazette des Hôpitaux* : l'altération du corps ciliaire est pour lui la cause des phénomènes inflammatoires : « cette variété d'iritis n'est, dit-il, qu'une névralgie ciliaire sympathique à laquelle succède d'abord un état congestif et plus tard une inflammation. » Il ne propose rien de nouveau pour le traitement auquel il ne consacre que quelques lignes.

En septembre 1854, White Cooper dans un mémoire sur la déchirure de la sclérotique s'étend longuement sur l'apparition fréquente d'inflammations sympathiques sous la forme d'irido-choroïdites, lorsqu'un œil a été lésé par un traumatisme un peu violent. Il se plaint amèrement de l'impuissance des chirurgiens en présence d'une affection si redoutable ; toutefois il se demande si l'extirpation de l'œil primitivement atteint ne serait pas une indication formelle, aussitôt que des troubles sympathiques surviennent dans l'autre œil : « J'avoue, dit-il, qu'il faut une résolution terrible pour enlever un œil, et pourtant je suis convaincu qu'il est des cas où un tel procédé semblerait justifié. »

Trois mois après en décembre 1854, Prichard, chirurgien de l'hôpital royal de Bristol fait paraître dans « l'*Association medical Journal* » les résultats de vingt cas d'ophthalmie sympathique traités par l'énucléation. Voici ce qu'il dit à ce sujet : « le traitement est le même que j'ai proposé, c'est-à-dire l'extirpation de l'œil blessé aussitôt que l'autre présente tous les symptômes d'une inflammation grave. Mon opinion a besoin d'être appuyée, mais quant à moi, je conseillerais l'opération aussi instamment que possible à quiconque viendrait me consulter dans de telles circonstances. » Il avait du même coup réalisé l'idée de Cooper sur l'extirpation du globe oculaire.

En 1855, Taylor rapporte huit observations d'ophthalmie sympathique dont quatre lui sont personnelles ; il a suivi comme traitement les indications de Barton, mais au lieu de pratiquer une simple incision cornéenne, il fait l'excision partielle ou totale de la cornée : c'était déjà un progrès. Quant au traitement de Prichard il le croit trop radical, l'ablation de la cornée suffisant, selon lui, pour obtenir de bons résultats.

Encouragé par les succès de Taylor, Watson rejette également l'énucléation de Prichard, pour faire l'excision de la cornée suivie de l'ablation du cercle ciliaire, c'est-à-dire qu'il perfectionne le procédé insuffisant de Taylor pour le remplacer par l'amputation de l'hémisphère antérieur, excellent procédé dont nous discuterons la valeur dans le chapitre suivant.

« Le but de l'opération est de faire disparaître les douleurs, elle doit empêcher le retour d'une inflammation capable de nuire à l'œil opposé ; par conséquent, il faut anéantir le cercle ciliaire et l'iris, organes qui jouent un rôle si important dans les maladies aiguës de l'œil. »

Nous décrirons ici le procédé employé par M. Desmarres pour pratiquer cette opération :

Le malade étant couché sur un lit d'opération, les paupières sont écartées à l'aide des élévateurs par un aide exercé à qui l'on recommande de n'exercer aucune pression sur le globe oculaire, afin de se mettre en garde contre la sortie brusque du corps vitré, accident qui, comme le dit M. Desmarres, « laisserait l'œil abandonné aux conséquences habituelles d'un phlegmon, et le malade ne pourrait plus jouir qu'incomplètement de la prothèse oculaire. »

A l'aide d'une aiguille courbe, résistante et armée d'un fil, on traverse la cornée et l'iris de part en part et suivant leur diamètre transversal. L'aiguille est introduite par la partie externe de la cornée et vient sortir à la partie interne : saisissant alors les deux extrémités du fil dans la main gauche, on peut immobiliser l'œil à volonté, et toute pince devient inutile. Mais outre le rôle de fixateur que joue le fil, il permet en même temps la sortie de l'humeur aqueuse qui s'écoule lentement et prévient l'hémorrhagie du fond de l'œil par défaut de pression (*hemorrhagia ex vacuo* des anciens), hémorrhagie, qui par sa présence pourrait refouler le corps vitré en masse et l'expulser au dehors.

La chambre antérieure vidée, la cornée s'affaisse, et c'est alors le moment d'agir.

Pour pratiquer le troisième temps de l'opération, M. Desmarres se sert du staphylotome : Supposons que nous opérons sur l'œil gauche. Le chirurgien, à l'aide du fil qu'il tient de la main gauche, commence par immobiliser l'œil, puis « il fait marcher le staphylotome de dehors en dedans suivant le diamètre transversal de la cornée, en pénétrant dans l'œil un peu en arrière de cette membrane » (Desmarres).

La contre-ponction se fait du côté interne en un point symétrique. Le couteau sectionne alors le lambeau supérieur et le lambeau inférieur de manière à ce que la section soit bien circulaire.

Une remarque à laquelle M. Desmarres attache une grande importance, c'est qu'au moment « où l'hémisphère antérieur de l'œil est près d'être détaché, il convient de mettre au léger temps d'arrêt, afin que l'aide saisisse bien le moment où la section sera complète, de manière à pouvoir retirer les élévateurs d'un seul coup ; ainsi les paupières viennent s'abattre simultanément sur le globe oculaire, l'œil ne peut se vider, le corps vitré est conservé et l'on a le droit d'espérer une prothèse oculaire parfaite » (Desmarres).

Le cristallin évidemment s'échappe au dehors, et il ne reste plus dans l'œil que le corps vitré.

Après l'opération, on établit une compression solide à l'aide d'un peu de charpie et d'une bande. Trois jours après l'opération, on commence les lavages à l'eau tiède que l'on continue pendant quelques semaines. Au bout de quinze jours environ, la plaie s'est rétrécie concentriquement : le corps vitré est recouvert d'un tissu cicatriciel d'abord très délié, mais qui s'épaissit peu à peu au point de permettre l'application d'un œil artificiel trente jours après l'opération.

Au moment où Watson mit en avant son procédé opératoire, l'iridectomie était en pleine période d'engouement, elle venait d'être admise dans le traitement des différentes formes d'irido-choroïdites, aussi fut-elle pratiquée et sur l'œil sympathisé et sur l'œil sympathisant, mais les résultats furent mauvais ; elle fut suivie presque chaque fois de réactions inflammatoires très vives nécessitant l'énucléation, et de Graefe lui-même fut le premier à reconnaître que l'iridectomie était plutôt nuisible qu'utile dans le traitement de l'ophthalmie sympathique confirmée.

Devant les insuccès de l'iridectomie, on revint à l'opération de Prichard qui est aujourd'hui admise et pratiquée par la plupart des chirurgiens.

1° *Méthode de Bonnet* (*de Lyon*). — Cette méthode consiste à extirper l'œil sans ouvrir l'aponévrose orbito-oculaire : de cette manière les vaisseaux ne sont pas lésés et les parties molles de l'orbite sont conservées dans un moignon sur lequel il sera facile d'adapter un œil artificiel.

Les intruments nécessaires sont : les écarteurs ou le blépharostat, une pince à griffes, la pince de Museux, un crochet mousse à strabisme, des ciseaux courbes sur le plat à pointe émoussée ; de l'eau froide et des éponges pour laver la plaie, de la charpie et une bande pour faire le pansement après l'opération.

On couche sur un lit d'opération le malade que l'on endort à l'aide du chloroforme, puis les écarteurs ou le blépharostat étant mis en place, le chirurgien saisit avec la pince à griffes la conjonctive bulbaire au niveau du bord interne de la cornée et tout près d'elle, puis il dissèque largement de manière à pouvoir glisser le crochet à strabisme sous le tendon du muscle droit interne qu'il sectionne au ras du globe oculaire comme dans l'opération du strabisme. Cela fait, il continue à disséquer la conjonctive bulbaire sur tout le pourtour de la cornée, et il sectionne tour à tour de la même façon les muscles droit supérieur, droit inférieur et droit externe (certains chirurgiens laissent le muscle droit externe intact jusqu'à la fin de l'opération). Dès lors, le globe oculaire, que l'on a eu soin de décoller partout de la capsule de Ténon n'est plus retenu que par les muscles obliques et le nerf optique. L'opérateur introduit alors l'index gauche au niveau de l'angle externe entre l'orbite et le globe oculaire, luxe celui-ci en avant, et enfonçant alors le doigt plus profondément, il arrive à sentir le tronc du nerf optique.

A l'aide de ses ciseaux courbes qui sont guidés par le doigt maintenu dans la plaie, il arrive sur le tronc nerveux qu'il sectionne d'un seul coup. Le globe oculaire devenu mobile, est alors attiré en avant et quelques coups de ciseaux suffisent pour sectionner les tendons des muscles obliques et les adhérences qui le retiennent encore lâchement à la capsule de Ténon.

2° *Procédé de Tillaux et Richet.* — MM. Richet et Tillaux ont proposé de modifier de la façon suivante le procédé de Bonnet :

Ils commencent par disséquer la conjonctive sur le bord externe de la cornée, puis ils coupent le tendon du droit externe, afin de se frayer rapidement un passage vers le nerf optique : celui-ci est tranché d'un coup de ciseaux ; puis, saisissant le pôle postérieur du globe oculaire avec une pince à griffes, ils l'attirent en avant et en dehors à travers la boutonnière conjonctivale. Ils sectionnent alors très aisément et rapidement les trois muscles droits et les deux obliques. Cette opération a l'avantage de mettre, plus que le procédé de Bonnet, à l'abri de l'ouverture de la loge postérieure de l'orbite.

Si l'on a pris soin de bien ménager les culs-de-sac de la conjonctive en disséquant cette muqueuse tout autour de la cornée, et de détacher les tendons au ras de la sclérotique, sans toucher au corps même des muscles, il sera possible d'adapter un œil artificiel qui sera facilement maintenu et qui jouira d'un certain degré de mobilité.

Après l'opération, le sang qui s'écoule est arrêté par la compression du fond de la plaie et par quelques lavages à l'eau froide ; puis on fait un pansement simple avec de la charpie et une bande.

La suppuration s'établit et dure en général peu de

temps, en même temps que les parties molles se réunissent pour former le moignon sur lequel on pourra appliquer un œil artificiel.

Le 9 janvier 1874, dans la « *Gazette hebdomadaire* », M. Verneuil publie une note « sur l'occlusion permanente des paupières par la blépharorrhaphie dans certains cas d'ophthalmie sympathique » ; il présente deux observations concluantes à l'appui de son procédé. L'opération est très simple, quelques points de suture métallique sont placés à quelques millimètres de distance tout en respectant les commissures afin d'assurer le facile écoulement des larmes ; il enlève ses fils vers le neuvième jour et le blessé peut se lever et sortir librement. De ces deux observations, M. Verneuil conclut que la blépharorrhaphie peut rendre de grands services.

Dans la classe ouvrière, par exemple, on délaisse l'appareil prothétique qui est coûteux et qui est parfois intolérable ; or, pour lui, la difformité que laisse l'ankyloblépharon artificiel est bien moindre que celle qu'occasionne la vacuité de l'orbite sans réunion des paupières. En second lieu, il trouve que l'énucléation n'est pas aussi bénigne qu'on veut bien le dire : il rapporte à ce sujet que sur six énucléations il a eu un cas de mort par phlegmon de l'orbite, et une méningite diffuse, un tétanos à marche chronique heureusement terminé et des abcès volumineux de la paupière supérieure.

Ce procédé que M. Verneuil a surtout préconisé pour la cure de l'ectropion est réellement insuffisant et peu pratique dans les cas d'ophthalmie sympathique. En effet, supposons un traumatisme profond de l'œil, ou bien un corps étranger venant se loger dans l'épaisseur des tissus oculaires, l'énucléation partielle ou totale sera seule capable d'arrêter la marche des accidents. D'autres fois, les phénomènes sympathiques sont si brusques dans leur manifestation qu'il faut agir de suite et d'une façon énergique. Enfin, beaucoup de malades préféreront l'ablation partielle ou totale de l'œil permettant la prothèse oculaire, plutôt que la difformité résultant de l'occlusion permanente des paupières. Pour ces nombreuses raisons, nous rejetons complètement le procédé opératoire de M. Verneuil.

Les deux procédés qu'il nous reste à décrire sont tout aussi rationnels que l'énucléation et l'amputation de l'hémisphère antérieur de l'œil ; ils sont, du reste, basés sur le même raisonnement qui est le suivant : « les excitations morbides se transmettant de l'œil malade à l'œil sain par l'intermédiaire des nerfs, il suffit d'interrompre le trajet en pratiquant la section du conducteur », mais ils présentent, au point de vue pratique, de nombreux inconvénients que nous signalerons dans le chapitre suivant.

Quelques rares auteurs considérant le nerf optique comme conducteur de l'irritation, ont proposé la névrotomie optique.

D'autres chirurgiens, admettant avec la généralité des auteurs que les véritables conducteurs sont les nerfs ciliaires, pratiquèrent la section de ces nerfs. Deux méthodes furent lancées : 1° celle de Meyer qui, pour M. Panas, n'est qu'une paracentèse de la sclérotique ; 2° et celle que M. Boucheron a décrite en 1876 dans la « *Gazette médicale de Paris* » qui consiste dans la section des nerfs ciliaires, du nerf optique, et de l'artère centrale de la rétine.

Procédé de Meyer. — Étant donnée la région douloureuse au toucher où la section des nerfs ciliaires doit être pratiquée, on soulève un pli de la conjonctive près du bord de la cornée, et on en pratique la section. Cela fait, pénétrant avec la pointe des ciseaux mousses entre la conjonctive et la sclérotique, on débride dans la direction et l'étendue exigées par l'opération, le tissu cellulaire qui unit les deux membranes. Introduisant alors un crochet à strabisme sous celui des muscles droits qui est le plus rapproché de l'incision, on arrive ainsi à fixer l'œil, tandis qu'en même temps on détermine l'endroit de l'insertion du tendon qu'on doit ménager. Le crochet étant tenu de la main gauche, on ponctionne la sclérotique dans la région ciliaire, obliquement à sa surface, avec le couteau étroit de Graefe, et de manière à éviter le cristallin. La contre-ponction se fait de telle façon que, la section terminée, on ait une plaie linéaire parallèle à la cornée et dans laquelle le corps vitré se présente immédiatement. On retire enfin le crochet avec précaution et l'on ramène la cornée vers la conjonctive. La réaction après l'opération est très modérée, et ne demande d'autres soins que le repos, des injections sous-cutanées de morphine à la tempe, en cas de douleur et d'insomnie, et le bandage compresseur.

Procédé de Boucheron. — Entre le muscle droit supérieur et le droit interne, à un centimètre de la cornée, on coupe la conjonctive et la capsule de Ténon ; on pénètre ensuite avec des ciseaux courbes entre la capsule et l'œil. Attirant alors en avant le globe oculaire saisi près de la cornée par de fortes pinces à griffes, on tend le nerf optique que l'on sectionne ; les nerfs ciliaires et les artères ciliaires sont aussi coupés avec quelques petits coups de ciseaux. Il survient une petite hémorrhagie que l'on arrête avec un peu de compression sur l'œil.

Pour être plus certain que la névrotomie a été complète, après la section du nerf optique et des nerfs ciliaires, on agrandit l'ouverture de la capsule, et à l'aide d'une seconde pince à griffes, on va saisir la sclérotique dans l'hémisphère postérieur de l'œil : on fait ainsi proéminer en avant la partie postérieure du globe oculaire, ce qui met sous les yeux la section du nerf optique : on peut alors couper à son aise les nerfs ciliaires qui forment une couronne autour du nerf optique. Dans l'opération, il faut surtout éviter de sectionner les insertions musculaires.

CHAPITRE III

CRITIQUE DES PROCÉDÉS ACTUELLEMENT EMPLOYÉS POUR COMBATTRE L'OPHTHALMIE SYMPATHIQUE.

Nous nous attacherons surtout dans ce chapitre à discuter de la valeur des procédés opératoires actuellement employés comme traitement de l'ophtalmie sympathique : quant aux autres méthodes que la pratique a aujourd'hui complétement abandonnées, nous croyons les avoir assez développées dans le chapitre précédent pour n'être pas obligé d'y revenir.

Procédé de Meyer. — Le procédé consiste, comme nous l'avons vu plus haut, dans la section des nerfs ciliaires dans l'intérieur du globe même, là où la sensibilité du corps ciliaire à la pression est la plus douloureuse. C'est de Graefe qui a le premier, conseillé cette opération, c'est Meyer qui, le premier, l'a mise à exécution et au Congrès de Heidelberg en 1868, il en fit la relation.

Sa première opération fut pratiquée sur un œil qui, à la suite d'une iridectomie mal réussie, était atteint d'un prolapsus considérable de l'iris dans la région ciliaire. Il eut recours à la même opération pour une brûlure de la cornée par la chaux, et dans un autre cas, pour une blessure de la région ciliaire. Dans ces trois cas, la sensibilité du corps ciliaire disparut après la section des nerfs, mais l'atrophie de l'œil survint chez l'un des trois opérés. Depuis 1868, il a eu occasion de se servir de son procédé dans quatre cas : deux fois contre une ophthalmie sympathique tout à fait au début, et il eut pour résultat la perte des deux yeux par atrophie ; les deux autres fois, l'opération fut couronnée de succès, mais l'opération n'avait été que préventive, pour empêcher l'éruption de l'ophthalmie sympathique.

Dans les cas d'ophthalmie sympathique à la période aiguë, l'opération n'a pas encore été pratiquée ; « jusqu'à présent, dit Meyer, je n'ai jamais osé essayer la section des nerfs ciliaires dans les cas où le second œil présentait les signes de l'iritis maligne ou de l'irido-cyclite ; contre ces deux affections, j'ai toujours fait l'énucléation immédiatement. »

Nous pouvons maintenant nous prononcer sur la valeur d'une telle opération : sans attacher trop d'importance à la « régénération nerveuse », nous sommes obligé cependant de l'invoqrer ici : ainsi dans soixante névrotomies vues par Mooren, le mieux n'a été que passager, l'effet désiré disparaissant aussitôt que les bouts des nerfs divisés s'étaient réunis. Arlt, rapporte un cas où, après une pareille section, il s'est réellement assuré de la réunion des nerfs ciliaires.

Nous admettons même, à la rigueur, qu'il existe une interruption durable après la section de ces nerfs ; il restera cependant toujours des ramifications isolées qui pourront échapper à la section ; or, la section partielle ne pourra arrêter le processus inflammatoire dans le système uvéal, alors il est au moins très vraisemblable que les nerfs qui ont échappé à la section, pourront servir de conducteurs pour la sympathie.

On nous répondra peut-être que si des nouveaux signes d'irritation apparaissent, on répétera l'opération ; mais alors la difficulté ne sera que reculée et non franchie. Du reste, le fait que la moitié des yeux opérés marche vers l'atrophie prouve bien que nos craintes sont justifiées.

Supposons encore, si on le veut, que les douleurs soient bien calmées, et malgré cela, n'avons-nous pas toujours à redouter les dangers que font courir les moignons oculaires dont les membranes sont profondément désorganisées.

Cette méthode opératoire est parfaitement exacte, au point de vue physiologique, mais sa valeur pratique restera toujours très limitée pour les raisons ci-dessus mentionnées ; nous la rejetons donc complètement. Meyer lui-même, du reste, ne la conseille plus dans le traitement de l'ophthalmie sympathique, il croit qu'elle peut rendre quelques services dans les névralgies ciliaires un peu rebelles !

Procédé de Snellen. — Le procédé de Snellen qui consiste à sectionner les nerfs ciliaires en arrière du globe oculaire sans léser le nerf optique nous paraît bien moins admissible encore que celui de Meyer. Parlant de son opération, l'auteur dit : « Parvenu à la partie postérieure du globe, je cherche le nerf avec des ciseaux courbes que j'introduis fermés dans la plaie ; dès que je sens ce nerf, je fais de *petites incisions* jusqu'à lui. » Quel résultat pouvoir espérer avec une opération pratiquée dans de telles conditions !

La section des nerfs ciliaires chez l'homme, en arrière du globe oculaire présente de grandes difficultés, même si l'on a le segment postérieur sous les yeux, à plus forte raison quand on n'a pour point de repère que la sensation vague d'une corde dure qui représente le nerf optique, et pour appareil tactile une extrémité de ciseaux.

Quant aux artères ciliaires, et au nerf optique lui-même, sur quels points de repère se baser pour les épargner ? Telles sont les quelques objections que nous soumettons aux méditations de Snellen et de ses partisans.

Si l'on pouvait, séance tenante, voir le résultat de la section, nous sommes persuadé qu'on trouverait plus de vaisseaux sectionnés que de nerfs ciliaires.

Procédé de Boucheron. — La méthode opératoire que nous allons maintenant examiner, est peut-être plus rationnelle que les deux précédentes et cependant elle ne nous parait pas appelée à de bien grands résultats, c'est la section optico-ciliaire.

Les quelques discussions auxquelles elle a donné lieu dans ces dernières années et la tendance qu'ont certains chirurgiens à vouloir la mettre en pratique font que nous nous y arrêterons un peu longuement.

En 1866, dans sa thèse inaugurale, Rondeau l'a proposée, mais il ne l'a pas pratiquée.

Des expériences physiologiques sur des lapins et des chiens, pratiquées par M. Redard dans le laboratoire de M. Paul Bert ne lui ont donné que des résultats négatifs. Dans plus de la moitié des cas, il y a eu, atrophie de l'œil, ou des perforations, des ulcères et abcès de la cornée. Claude Bernard lui-même, dans une expérience analogue n'a pas été plus heureux ; deux jours après l'opération, il y eut perforation de la cornée.

C'est à M. Boucheron, que revient l'honneur de l'avoir pratiquée sur l'homme, le premier en France.

Nous ne rapporterons pas les nombreuses expériences physiologiques de M. Boucheron, sur ce sujet : au dire de l'auteur, il aurait obtenu de très bons résultats, et cependant, dans le mémoire de Redard sur la section optico-ciliaire, nous trouvons consignées trois observations de M. Boucheron qui nous montrent que cette opération n'est pas tout à fait aussi inoffensive que le dit l'inventeur du procédé. Ainsi, dans un premier cas, après la disparition des troubles trophiques cornéens, il est survenu une inflammation du corps vitré ; dans le second cas, la cornée après avoir pendant quelque temps présenté des opacités nombreuses, est redevenue transparente, mais il est alors survenu une cataracte de l'œil opéré ; la troisième expérience aurait été faite avec succès.

Mais, pour avoir une certaine valeur, il fallait voir si l'opération appliquée à l'homme présenterait les mêmes résultats ; car, en somme, les sucès d'une opération sont en raison directe de la sanité de la région sur laquelle on opère ; or, ici, l'expérience se faisait sur des yeux sains, exempts de toute inflammation, et par conséquent dans des conditions tout à fait spéciales.

Depuis cette époque, M. Boucheron a eu l'occasion de mettre à exécution sur l'homme, l'opération qu'il préconisait. Ce fut à l'hôpital Temporaire, dans le service de M. le docteur Gillette, que le cas se présenta. M. Gillette désirant employer chez un malade qui était fort et vigoureux la section des nerfs ciliaires et du nerf optique, pria M. Boucheron de pratiquer cette opération par son procédé.

Le malade était atteint d'irido-cyclite avec névralgie ciliaire très intense.

La névrotomie fut pratiquée, mais trente-six heures après l'opération, il survint une hémorrhagie, qui elle-même fut suivie de la fonte purulente de l'œil.

M. Dianoux, de Nantes, a pratiqué plusieurs fois en 1876 et 1877, ce qu'il appelle l'énervation du globe oculaire : il rapporte trois observations où la guérison a eu lieu, mais dans ces trois cas, l'œil opéré a beaucoup diminué de volume, la cornée devenue opaque était grisâtre et très petite ; de plus, il y eut du strabisme divergent qui persista.

De pareils résultats, peuvent-ils être qualifiés d'heureux ?

Laudesberg, dans « *Archiv für ophthalmologie*, 1869 » rapporte une observation de décollement de la rétine avec cataracte secondaire et accidents sympathiques, déterminant une névralgie intense ; il pratiqua la section du nerf optique et des nerfs ciliaires. Le lendemain dans le courant de la journée réapparurent tous les signes pour lesquels l'opération avait été pratiquée, et presque avec la même intensité. Dans ce cas, il ne restait plus qu'à énucléer l'œil sympathisant, ce qui eut lieu trois semaines après la section optico-ciliaire.

MM. Meyer et Abadie qui ont pratiqué cette opération plusieurs fois, déclarent avoir obtenu de bons résultats, mais nous devons ajouter que ce fut surtout contre des névralgies ciliaires rebelles, sans accidents sympathiques bien manifestes, qu'ils ont réussi avec ce procédé, et rien ne nous prouve que dans le cas d'ophthalmie sympathique confirmée, leurs résultats eussent été aussi satisfaisants.

Nous allons à présent passer en revue les nombreuses objections que nous avons à opposer à ce traitement.

Les accidents peuvent se montrer pendant l'opération et après l'opération.

Pendant l'opération : On peut éprouver une certaine difficulté à séparer la conjonctive du globe oculaire dans les cas où des inflammations intenses ont amené des adhérences entre la conjonctive et la capsule de Ténon. Cet inconvénient, que les partisans du procédé passent sous silence, doit être pris en sérieuse considération, car il peut compromettre le succès de l'opération qui est alors insuffisante et qui nécessite une seconde intervention chirurgicale.

La *perforation de la sclérotique* peut être observée. Cet accident survient dans le cas où le globe oculaire est mou, atrophié. Dans ses expériences physiologiques au laboratoire de M. Paul Bert à la Sorbonne, M. Redard a perforé deux fois la sclérotique. Dans l'un des cas, la cornée s'est ulcérée, il y a eu issue du cristallin et il en est résulté un moignon fort irrégulier ; dans l'autre, cet accident fut suivi de la fonte complète de l'œil.

En présence de cet accident, on est forcé de suppléer à l'insuffisance de la section optico-ciliaire par l'amputation partielle ou totale de l'œil.

Parvenu derrière l'hémisphère postérieur de l'œil, avec des ciseaux courbes, on va à la recherche d'une corde dure qui est le nerf optique dont on pratique la section. Les nerfs ciliaires qui à ce niveau entourent complètement le nerf optique bénéficient de leur situation anatomique pour être sectionnés en même temps que le nerf optique.

Mais cette corde dure dont parle M. Boucheron est

très voisine des muscles petit oblique, grand oblique, droit supérieur, et la confusion est très possible ; on couperait alors un muscle croyant sectionner le nerf optique, que de causes d'erreur !

Pour éviter les parties vasculaires ou nerveuses importantes de cette région, dit l'auteur, « les ciseaux ne doivent pas plonger trop profondément dans l'orbite, » c'est-à-dire que si les ciseaux ne plongent pas assez avant, on coupe des muscles, et si, au contraire, l'instrument pénètre trop profondément, ce sont des vaisseaux ou des nerfs importants que l'on sectionne. Nous aurions préféré voir M. Boucheron nous donner des mesures exactes pour nous mettre à l'abri des deux causes d'erreur que nous venons de signaler.

Nous supposons la section faite dans de bonnes conditions, comment pourrons-nous nous assurer que tous les nerfs ciliaires sont sectionnés ? Nous ne croyons pas que l'opérateur puisse certifier qu'aucun d'eux n'a échappé à ses ciseaux courbes : Le cas de Laudesberg que nous avons rapporté plus haut, et à qui précisément cet accident est arrivé, nous montre que la section peut être incomplète, bien que l'opération ait été pratiquée suivant toutes les règles du procédé.

Comment expliquer alors les bons résultats obtenus par Meyer et Abadie à l'aide de cette méthode dans le cas de névralgie intense ? Mais n'avons-nous pas vu la section intra oculaire des nerfs ciliaires par le procédé de Meyer faire disparaître des névralgies rebelles, et n'avoir aucune efficacité contre l'ophthalmie sympathique confirmée. Nous en dirons autant de la névrotomie optico-ciliaire.

Après l'opération : Signalons avant tout l'hémorrhagie, accident survenu chez l'opéré de Boucheron. Le sang s'infiltre dans le tissu cellulaire rétro-oculaire, l'œil est repoussé en dehors et pressé d'un côté en avant par les paupières, en arrière par le sang s'épanchant dans une cavité expansible, il se sphacèle. On a alors la fonte purulente de l'œil et une seconde opération est indispensable. Les rapports des artères ciliaires postérieures avec le nerf optique sont tellement intimes qu'il est matériellement impossible de les éviter dans la section du nerf optique, aussi l'hémorrhagie est-elle la règle après l'opération. Elle est plus ou moins intense ; en tous cas, si elle prend des proportions alarmantes, il n'y a pas de ligature possible à essayer.

La section des muscles entraîne l'incapacité motrice avec ses conséquences.

L'œil opéré peut conserver pendant quelque temps son volume normal, mais le plus généralement tôt ou tard le globe oculaire s'atrophie en partie ou en totalité.

Certains malades conservent très longtemps de la rougeur de la conjonctive avec une légère sécrétion.

La régénération nerveuse qui était à redouter dans le procédé de Meyer ne l'est pas moins dans le procédé de Boucheron, elle doit être même assez fréquente. M. Boucheron la déclare impossible, mais son affirmation n'étant appuyée par aucune raison sérieuse, nous nous permettrons de ne pas être de son avis et de croire à la possibilité de la régénération nerveuse.

Telles sont les objections que nous avions à opposer à cette méthode, féconde en accidents et susceptible d'être remplacée avec avantage dans tous les cas, par l'amputation partielle ou totale que nous allons maintenant étudier.

Après la critique des procédés opératoires mis en avant par Meyer, Snellen et Boucheron, il nous reste à traiter de l'énucléation aujourd'hui admise et pratiquée par la plupart des chirurgiens, et de l'amputation de l'hémisphère antérieur de l'œil, opération condamnée sans jugement, et qui, selon nous, peut remplacer l'énucléation dans presque tous les cas où celle-ci est pratiquée. Nous allons faire une étude parallèle de ces deux méthodes.

Au point de vue du manuel opératoire, l'amputation partielle de l'œil est incontestablement plus simple, plus facile comme exécution que l'énucléation ; en effet dans l'amputation de l'hémisphère antérieur le chirurgien n'a aucune crainte à avoir ; les paupières écartées, rien ne le gêne ; il a de plus le grand avantage d'opérer sur une région saillante, exposée au grand jour, de sorte qu'il voit ce qu'il retranche et ce qu'il laisse. Dans l'énucléation au contraire, un premier écueil, c'est l'aponévrose orbito-oculaire qu'il ne faut pas ouvrir sous peine d'avoir un moignon tout à fait irrégulier ; en second lieu, il faut pratiquer la section des muscles qui en elle-même ne présente pas de bien grandes difficultés, mais qui cependant demande une main un peu exercée si l'on ne veut pas par des sections maladroites compromettre le résultat au point de vue de la prothèse.

Pour l'amputation partielle, il suffit d'avoir assisté à quelques opérations pour être à même de la pratiquer au cas échéant.

Avant tout, pour qu'une opération soit réputée bonne,

elle doit remplir les deux indications suivantes : 1° présenter le moins de gravité possible ; 2° être efficace.

1° En ce qui concerne la gravité, nous pouvons considérer ces deux traitements comme étant aussi inoffensifs l'un que l'autre ; il suffira de citer quelques statistiques pour montrer qu'il y a peu d'opérations plus bénignes.

Ainsi sur 207 cas de Vignaux, la mort est notée deux fois ; encore ne la faut-il mettre qu'indirectement au passif de l'énucléation ; en effet, dans le premier cas, la malade avait déjà eu plusieurs attaques de paralysie, et dans le second cas, l'opération avait été pratiquée sur un vieillard de quatre-vingt et un ans, atteint d'érysipèle. Une autre série de nos observations ne dénote aucune complication qui ait mis en danger la vie des opérés. Sur 100 cas observés par Mooren, les résultats ont été tout aussi heureux. De leur côté, Galezowski, Panas, Meyer, Abadie, Wecker, Lawson, sans nous donner des chiffres précis, s'accordent à dire que l'énucléation est une des opérations les moins dangereuses de la chirurgie.

Certains chirurgiens cependant ne partagent pas cette manière de voir, ainsi M. Verneuil en France et Schweigger en Allemagne considèrent l'énucléation comme une opération très sérieuse ; il est vrai que M. Verneuil sur six opérés d'énucléation, a eu un cas de mort, un cas de tétanos chronique et des abcès de la paupière supérieure.

Sur 115 opérations d'amputation de l'hémisphère antérieur de l'œil qu'il a pratiquées depuis 1864, M. Desmarres n'a pas eu un cas de mort, et dans presque tous les cas, la guérison était assez complète au bout de trente jours pour permettre l'application d'un œil artificiel.

Dans sa pratique de l'hôpital Cochin, M. Desprès qui a fait quatre fois cette opération depuis 1875 n'a eu qu'à se féliciter de ce procédé ; une de ses malades dont nous rapporterons plus loin l'observation, portait un œil artificiel le vingtième jour après l'opération.

Nous croyons que 119 cas suffisent pour apprécier la valeur d'un procédé opératoire et qu'on peut se permettre de le recommander à l'attention des chirurgiens quand il a donné d'aussi bons résultats.

Que l'on pratique l'énucléation ou qu'on ait recours à l'amputation partielle de l'œil, dans l'un comme dans l'autre cas, deux accidents peuvent compliquer l'opération : l'hémorrhagie qui est assez commune et le phlegmon qui est relativement rare.

L'hémorrhagie est primitive ou secondaire : l'hémorrhagie primitive est le plus souvent insignifiante et ne résiste pas aux moyens hémostatiques dont la chirurgie dispose. Dans l'énucléation, une fois l'organe enlevé, l'aide avec l'index, comprime fortement l'artère profonde de la rétine et le plus généralement cette manœuvre est suivie de succès ; dans le cas contraire, on a recours soit au tamponnement, aux astringents, soit aux cautérisations au fer rouge, moyens presque infaillibles (1).

Malgré toutes les précautions prises par le chirurgien, il arrive parfois qu'une hémorrhagie se produit dans la nuit ou le lendemain de l'opération : on aura recours aux mêmes

1. Si l'on pratique l'amputation partielle de l'œil, en cas d'hémorrhagie, on comprime le globe oculaire, soit avec de la charpie, soit et mieux encore avec la paume de la main. Si la nécessité l'exige, on aura recours au perchlorure de fer.

moyens que dans l'hémorrhagie primitive pour arrêter l'écoulement sanguin.

Parfois cependant, il y a formation d'un caillot plus ou moins volumineux qui, par sa présence, provoque une inflammation, une suppuration, un phlegmon. Les conséquences de cette complication, sans être bien graves, sont d'une longue durée, et si, dans l'amputation partielle les résultats attendus de la prothèse oculaire sont moins satisfaisants, dans l'énucléation, la prothèse devient presque impossible.

En pareil cas donc, au point de vue du résultat, l'amputation de l'hémisphère antérieur de l'œil est préférable.

2° Pour être efficace, l'opération doit prévenir ou faire disparaître les accidents sympathiques, suivant que l'opération est préventive ou curative.

Pour arriver à ce résultat, il faut rechercher la cause de ces troubles sympathiques, et cette cause étant connue, la faire disparaître par tous les moyens qui sont en notre pouvoir.

Or, dans toute ophthalmie sympathique, à part quelques cas très rares et encore inexpliqués, on admet que la transmission de l'affection se fait d'un œil à l'autre par l'intermédiaire des nerfs ciliaires; on sait en outre que c'est du cercle ciliaire enflammé soit primitivement, soit consécutivement que part l'irritation, alors, pourquoi ne pas se contenter de pratiquer l'excision simple de cet organe, sans enlever complètement l'œil comme le font les partisans de l'énucléation.

La névrite ascendante a été proposée par M. Reclus dans sa thèse d'agrégation de 1878, comme explication de la transmission de l'affection d'un œil à son congénère, et c'est sur elle que repose l'objection la plus sérieuse à opposer à l'amputation de l'hémisphère antérieur de l'œil.

Le cercle ciliaire, disent les énucléateurs, est bien le point de départ de la névrite ; mais au moment où l'on opère, si la névrite s'est propagée au delà du cercle ciliaire, l'ablation partielle terminée, l'inflammation névritique n'en continuera pas moins sa marche et insensiblement elle gagnera l'œil voisin, de sorte que l'opération n'aura pas atteint son but.

Mais alors, comment expliquer la disparition des accidents sympathiques après l'énucléation ; la prétendue névrite ne peut-elle pas avoir dépassé le point où l'on pratique la section optico-ciliaire et le traitement par énucléation présenter alors les mêmes inconvénients que celui que nous préconisons ? Or, ce n'est pas là ce que l'on observe ; on voit au contraire, l'énucléation comme l'amputation partielle être suivie de la disparition des troubles sympathiques, même chez les malades qui ont longtemps hésité avant de se décider à l'opération, et cependant, en pareil cas, la névrite aurait eu le temps de gagner les centres nerveux et par conséquent de rendre ces opérations inefficaces.

Dans le travail qu'il a publié dans les « *Feuilles mensuelles d'ophthalmologie* », Goldzieher se demande, « s'il ne serait pas rationnel d'admettre que dans l'ophthalmie sympathique, l'inflammation du plexus ciliaire d'un côté, se propagerait d'abord sur les centres, et puis, de proche en proche vers le côté opposé : cela avec d'autant plus de raison que les amas de cellules, comprimant les filets nerveux, agissent d'une façon mécanique éminemment propre à développer et à entretenir un processus irritatif. »

Nous répondrons à M. Goldzieher que nous supprimons le foyer inflammatoire en excisant le cercle ciliaire, que cette excision fait disparaître les troubles réflexes de l'autre œil et que les faits cliniques judicieusement observés sont en désaccord avec l'hypothèse qu'il émet.

Les 119 succès obtenus par le procédé que nous préconisons sont, du reste, les meilleures preuves de son efficacité. Certains auteurs se livrant à des considérations plus ou moins fantaisistes, ont avancé que les résultats obtenus par l'amputation partielle de l'œil ne devaient être que temporaires, et que tôt ou tard, six mois, un an, cinq ans, dix ans et quelquefois plus après l'opération, il fallait s'attendre à voir les accidents sympathiques revenir et nécessiter alors une nouvelle intervention chirurgicale.

Nous répondrons, les faits à l'appui, que cette simple vue de l'esprit est complètement erronée et que les résultats sont tout aussi définitifs que ceux que nous donne l'énucléation.

Ainsi, nous avons visité neuf personnes opérées par ce procédé entre 1864 et 1870 et chez toutes, les résultats ont été définitifs : le globe oculaire opéré n'avait subi aucune atrophie, il présentait le même volume que son congénère ; les mouvements de l'œil étaient aussi réguliers qu'avant l'accident qui avait déterminé l'opération, enfin leur moignon était resté complètement indolore, et l'appareil prothétique était bien supporté.

M. Desmarres de son côté connaît environ trente de ses

opérés, chez lesquels la guérison a été aussi définitive que possible.

Il en est enfin un certain nombre qui après être sortis guéris du dispensaire, ne sont plus jamais revenus à la clinique ; sans savoir ce qu'ils sont devenus, nous avons lieu de croire que tout s'est bien passé comme chez ceux que nous avons visités nous-même. Il est à supposer que dans le cas d'accidents consécutifs, ils seraient revenus à la clinique, et leur absence nous fait bien augurer du résultat.

Ayant eu l'occasion de voir, il y a quelques jours, à la clinique de M. Desmarres, une jeune fille, opérée il y a quinze ans, d'amputation de l'hémisphère antérieur pour arrêter la marche de troubles sympathiques, nous en profitons pour rétablir l'observation et la rapporter ici :

Observation I

Ophthalmie purulente, compliquée d'une ulcération perforante de la cornée à gauche avec hernie de l'iris consécutive suivie de staphylôme complet. — Cyclite sympathique de l'œil droit. — Amputation de l'hémisphère antérieur. — Guérison.

En 1866, à l'âge de six mois, Mlle X... fut atteinte d'une ophthalmie purulente; tout allait bien, et au moment où on pensait la guérison proche, on constata une ulcération perforante de la cornée à gauche, suivie d'une hernie considérable de l'iris. L'œil droit fut surveillé et ne présenta rien de particulier pendant trois semaines environ ; tout à coup survient une cyclite violente à droite : la région ciliaire était douloureuse, les paupières étaient injectées, la conjonctive était d'un rouge intense, et la sclérotique parcourue par de fines arborisations. Le cercle péri-kératique formait autour de la cornée une zône violette plus ou moins étendue.

En présence de ces accidents évidents d'ophthalmie sympathique, M. Desmarres proposa l'amputation de l'hémisphère antérieur de l'œil gauche. Il eut quelque peine à faire accepter ce sacrifice aux parents, mais grâce aux explications qu'il leur donna du procédé qu'il devait employer et du résultat qu'il espérait obtenir, la mère ramena son enfant deux jours après et l'opération fut immédiatement pratiquée. Le résultat fut aussi heureux que possible et vingt jours après l'opération, l'œil gauche présentait un moignon superbe. Les douleurs ciliaires avaient disparu le soir même du jour de l'opération, le cercle péri-kératique était revenu très vite à l'état normal.

Cette enfant a aujourd'hui seize ans, elle n'a éprouvé depuis son opération aucune réaction inflammatoire; elle a un moignon très bien conformé sur lequel est appliqué un appareil prothétique qui lui va à merveille et qui n'enlève rien à la beauté de cette jeune personne.

CHAPITRE IV

DE L'OPÉRATION PRÉVENTIVE.

En 1872, au Congrès de Londres, Warlomont insistait pour qu'on consacrât quelques séances à la discussion du traitement de l'ophthalmie sympathique. Il ne put obtenir gain de cause, et la commission renvoya à sa prochaine réunion l'étude de cet intéressant sujet que nous voyons, en effet, reparaître cinq ans plus tard au Congrès de Genève (1877). La question était ainsi formulée : « Indications de l'énucléation du globe de l'œil dans ses rapports avec l'ophthalmie sympathique. »

M. Warlomont qui avait été nommé rapporteur, dit en parlant de l'opération préventive : « Quand un œil vient d'être lésé par une cause traumatique et que tout espoir d'y voir subsister ou revenir un degré de vision utile est perdu, c'est rendre un immense service au blessé que de l'en débarrasser « séance tenante » par l'énucléation avec anesthésie. On lui épargne ainsi les suites immédiates du traumatisme, ophthalmitis, etc. ; on le rend pour ainsi dire du jour au lendemain à ses travaux et on le préserve à coup sûr des accidents consécutifs. Lorsqu'il y a des raisons de croire que le globe lésé recèle quelque corps étranger, l'indication de l'énucléation est plus impérieuse encore. »

Dans ce magnifique rapport, Warlomont a tracé de main

de maître la conduite que tout chirurgien doit tenir en présence d'une ophthalmie sympathique possible ou confirmée; nous acceptons entièrement ses conclusions avec cette différence que nous remplaçons l'énucléation par l'amputation de l'hémisphère antérieur dans la plupart des cas.

L'opération préventive repose sur deux faits incontestables : le premier, c'est que certaines lésions oculaires présentent une gravité spéciale et provoquent presqu'à coup sûr des troubles sympathiques; le second, c'est qu'une fois développées, certaines ophtalmies aboutissent plus ou moins vite à la cécité complète, malgré l'intervention chirurgicale. C'est pour parer à ces éventualités que la plupart des chirurgiens ont proposé de prévenir le développement de cette affection en faisant disparaître l'œil primitivement lésé.

Admise en Angleterre et en France, cette opinion rencontra quelques adversaires en Allemagne : Schweigger démontra en effet que toutes les conditions qui président au développement de l'ophthalmie reflexe, peuvent se rencontrer sans que cette affection apparaisse. Nous ne nions pas la véracité du fait, mais en revanche, ce dont nous sommes certain, c'est qu'une ophthalmie sympathique n'est jamais survenue après une opération préventive bien faite, et nous répèterons avec de Graefe : « Faites plutôt dix énucléations inutiles que d'assumer la responsabilité d'une seule cécité. »

Avec la plupart des auteurs, nous pensons que l'on doit s'abstenir chaque fois que l'œil conserve encore une certaine acuité visuelle; la même conduite est indiquée, lorsqu'on se trouve en présence d'un moignon oculaire ne présentant aucune douleur spontanée ou à la pression. A part ces deux contre-indications, le chirurgien peut toujours avoir recours à l'opération préventive.

Indications : L'amputation de l'hémisphère antérieur de l'œil doit être pratiquée dans les blessures de la région ciliaire avec ou sans issue du cristallin, dans toutes les inflammations traumatiques, irido-cyclite, irido-choroïdite, irido-capsulite ; dans les cas d'hydrophtalmie, de glaucôme douloureux si l'iridectomie est restée impuissante, dans les staphylômes complets ; dans le cas de leucômes adhérents, dans les ectasies du corps ciliaire et les tiraillements de l'iris.

A l'appui des indications que nous venons d'énumérer, nous allons maintenant rapporter quelques observations : nous aurions pu en grossir considérablement le nombre, vu que nous n'avions que l'embarras du choix, mais nous nous sommes contenté de ne rappeler l'histoire que des malades que nous avons vu opérer et que nous avons suivis jusqu'à leur complète guérison.

Observation II (Clinique de M. Desmarres)

Perte de l'œil gauche à la suite d'un coup de pierre. — Irido-choroïdite séreuse. — Menaces d'ophthalmie sympathique à droite. — Amputation de l'hémisphère antérieur. — Guérison.

Jules Chevillon, cultivateur, a 22 ans et est d'une bonne santé. Il reçut il y a deux ans un coup de pierre dans l'œil gauche. D'après le récit du malade, au moment de l'accident, il s'écoula un peu de sang mêlé de larmes abondantes. Les douleurs ne furent pas très vives. Le lendemain, il s'aperçut qu'il y voyait moins, il avait un léger brouillard devant l'œil contusionné; cet abaissement de la vue dura quatre à cinq jours, puis la vision redevint presque normale.

Cependant cette amélioration de la vue à gauche ne fut que passagère, la vision diminua insensiblement et bientôt le malade fut incapable de distinguer la nuit du jour. L'œil droit était toujours resté sain jusqu'au mois dernier; à cette époque apparut de la rougeur, du larmoiement, de la photophobie, et de la diminution de l'acuité visuelle.

Le malade se présente à la clinique le 15 décembre 1879, l'œil gauche est atteint d'irido-choroïdite séreuse; l'iris est décoloré, il a perdu son poli, il existe des synéchies postérieures.

Devant cette imminence de troubles sympathiques, M. Desmarres propose l'opération qui est pratiquée séance tenante. Les suites de l'opération furent des plus simples : l'œil droit reprit ses fonctions normales au bout de quelques jours et un mois après l'opération le malade était guéri, avec un moignon excellent pour la prothèse.

Observation III (Clinique de M. Desmarres)

Irido-choroïdite à marche lente avec hydrophtalmie. — Troubles sympathiques de l'œil opposé. — Amputation de l'hémisphère antérieur de l'œil. — Guérison.

Émile Fournier, âgé de 7 ans, de constitution scrofuleuse, est atteint d'irido-choroïdite de l'œil gauche, avec hydrophtalmie du même œil.

L'affection a débuté il y a deux mois et depuis le 7 octobre 1880 il ne voit plus de cet œil qui est devenu douloureux.

Depuis peu de temps, la vue de l'œil droit diminue, il croit voir des éclairs, il a de la photophobie et du larmoiement. En voyant l'aggravation du mal, la mère se décide à mener son enfant dans une clinique où on pratique plusieurs ponctions de l'œil gaucho, mais sans aucune amélioration. L'hydrophthalmie persiste à gauche et l'œil droit est menacé d'accidents sympathiques, quand le 27 octobre, on l'amène à la clinique de la rue Hautefeuille. M. Desmarres propose l'opération qui est pratiquée deux jours après.

Au bout de six semaines le malade est tout à fait guéri, il ne souffre plus ; les accidents de l'œil droit ont disparu le lendemain de l'opération. Il a un moignon superbe, et actuellement on lui fait son appareil pothétique.

Observation IV (Clinique de M. Desmarres).

Abcès perforant de la cornée à droite avec hernie de l'iris. — Tiraillements de l'iris. — Troubles sympathiques à gauche. — Amputation de l'hémisphère antérieur de l'œil droit. — Guérison.

M. Aubry, cultivateur, âgé de 54 ans, eut il y a plus d'un an des abcès de la cornée à droite suivis d'une perforation avec hernie consécutive de l'iris : l'iris est complètement engagé dans la cornée et soumis à des tiraillements incessants qui font beaucoup souffrir le malade.

Au mois de septembre 1880, s'apercevant que son œil gauche devient aussi malade, il se décide à venir à la consultation. La plaie cornéenne et la hernie de l'iris occupent le côté interne de la cornée droite ; le cristallin est toujours à sa place.

Depuis quelques jours, des phénomènes sympathiques se manifestent dans l'œil gauche qui est très douloureux et qui a perdu une grande partie de son acuité visuelle. L'examen de l'œil ne dénote aucun trouble dans les milieux qui sont transparents. Les artères et les veines de la papille sont turgescentes. L'iris est enclavé dans la plaie et c'est aux tiraillements de cet organe que M. Desmarres attribue les phénomènes sympathiques.

Le malade était venu pour se faire opérer, aussi accepte-t-il facilement l'opération qui lui est proposée. M. Desmarres fait l'amputation partielle de l'œil droit et un mois après la guérison est complète. Les troubles de l'œil gauche avaient disparu le lendemain de l'opération. Le moignon est très bien conformé.

OBSERVATION V (Hôpital Cochin. Service de M. Desprès).

Hydrophthalmie consécutive à un staphylôme opaque de la cornée droite. — Troubles sympathiques à gauche. — Amputation de l'hémisphère antérieur de l'œil droit. — Guérison.

Bonton Julie, 21 ans, lingère, est d'une constitution lymphatique. Depuis le mois de juillet 1880, elle est atteinte d'une hydrophthalmie consécutive à un staphylôme opaque de la cornée droite. Elle n'a jusqu'ici suivi aucun traitement, mais depuis trois jours, l'œil gauche qui était toujours resté excellent, a commencé à se prendre à son tour; il est devenu rouge, son champ visuel s'est rétréci, la vision est de moins en moins nette : ces phénomènes surviennent sans douleurs spontanées ou provoquées.

En présence de ces troubles imminents d'ophthalmie reflexe, M. Desprès propose l'opération qui est pratiquée le 7 septembre. La rougeur de l'œil gauche disparaît, la vue redevient normale quelques jours après l'opération et la guérison est assez complète au bout de vingt jours pour qu'on applique un appareil artificiel. La guérison définitive est obtenue le 6 novembre avec un moignon très bien conformé.

Nous conseillons l'énucléation : dans les grands traumatismes avec désorganisation complète de l'œil, dans les cas de corps étrangers situés profondément, contre les moignons atrophiés sensibles, douloureux spontanément ou à la pression, enfin contre les coques osseuses mobiles (cas de Desmarres).

II. — *De l'opération curative.*

Les accidents reflexes oculaires sont divisés en deux groupes : l'un, caractérisé par de simples troubles fonctionnels ; l'autre, par une irritation et des désordres nutritifs qui atteignent la plupart du temps le tractus uvéal. Les altérations nutritives affectent deux formes : l'une maligne, c'est l'irido-choroïdite plastique ; l'autre bénigne, c'est l'irido-choroïdite séreuse.

Les accidents sympathiques caractérisés par de simples troubles fonctionnels, tels que la photophobie, le larmoiement, la diminution de l'acuité visuelle, sont faciles à traiter et les succès sont la règle.

Plusieurs cas peuvent se présenter : avant d'intervenir le chirurgien doit rechercher avec soin si les troubles fonctionnels d'un œil sont bien sous la dépendance des lésions de l'autre œil, ce diagnostic est en général facile.

En second lieu, l'œil sympathisant peut conserver un certain degré de vision. La conduite à tenir est alors plus délicate ; c'est à l'opérateur à calculer les avantages qu'il espère retirer de son opération et à les comparer au résultat probable s'il n'intervient pas. Les succès obtenus par les chirurgiens dans le cas de simples troubles fonctionnels nous font regarder l'intervention chirurgicale comme indispensable si l'on veut sauver sûrement l'œil sympathisé. Ainsi, Mooren a obtenu 16 fois la guérison sur 16, Rossander, 33 fois sur 33, Rheindorff, 17 fois sur 18, et Vignaux 43 fois sur 48. M. Desmarres nous a dit avoir obtenu de bons résultats chaque fois qu'il a opéré dans de pareilles conditions.

Dans le cas d'irido-choroïdite séreuse, le chirurgien n'a pas à hésiter lorsque la relation de cause à effet entre les altérations du premier œil et les troubles reflexes du second est bien établie. Plus son intervention sera rapide, mieux cela vaudra.

Cependant, si l'œil sympathisant conserve encore la moindre acuité visuelle, on devra s'abstenir de toute opération.

En présence d'une irido-choroïdite plastique, alors que la chambre antérieure est remplie de dépôts abondants, et que le corps vitré est trouble et floconneux, le pronostic, quoique grave, ne contre-indique pas l'opération, bien que les insuccès soient la règle. Ainsi Vignaux, sur 42 énucléations pour ophthalmie reflexe avec lésions matérielles, donne 17 guérisons ou améliorations, 27 aggravations ou cécités ; Mooren, sur 15 cas, accuse 9 guérisons ou améliorations et 6 aggravations ou cécités. Meyer dit avoir enrayé 20 fois le cours d'une irido-choroïdite plastique sur 61 cas.

Contre l'irido-choroïdite plastique, M. Desmarres conseille aussi l'énucléation.

Cette opération est formellement contre-indiquée, chaque fois que le premier œil conserve encore une certaine acuité visuelle.

Dans l'une ou l'autre de ces formes, quand l'opération a été décidée, doit-on intervenir de suite, ou bien est-il préférable d'attendre que l'inflammation soit un peu calmée?

Plusieurs auteurs, Critchett et Arlt pensent qu'il vaut mieux laisser passer la période aiguë.

Dans sa thèse, Vignaux formule une opinion tout à fait opposée : « Les remarques de Critchett et du professeur Arlt, dit-il, ont de la valeur, et nous ne manquerions pas d'en tenir compte dans les cas d'ophthalmie sympathique franchement déclarée, sous forme maligne ou bénigne ; mais nous ne saurions nous arrêter devant cette considération quand il s'agira de la forme irritative sympathique sans lésions matérielles. Ici le danger est dans l'apparition possible d'altérations nouvelles, et l'on est presque certain du succès ; mais il faut agir au plus tôt. Dans les 48 cas que nous rapportons, et pour lesquels l'énucléation a été pratiquée dans les circonstances les plus variées, nous n'avons jamais vu l'énucléation du premier œil influencer défavorablement l'état du second. Dans les cas où l'irritation n'a pas été enlevée d'une façon immédiate ou rapide, elle n'a jamais été surexcitée. »

Indications. — En résumé, contre les simples troubles fonctionnels et dans le cas d'irido-choroïdite séreuse, nous proposons l'amputation de l'hémisphère antérieur de l'œil. Contre l'irido-choroïdite plastique, nous croyons que l'énucléation est préférable.

Observation VI (Clinique de M. Desmarres).

Perforation de la cornée par un grain de plomb qui vient se loger dans le corps ciliaire droit. — Irido-choroïdite droite consécutive. — Cyclite sympathique à gauche. — Amputation de l'hémisphère antérieur de l'œil. — Guérison.

M. Pélissier, âgé de 38 ans, receveur (Seine-et-Oise), était à la chasse le 25 octobre 1879, il reçut dans l'œil droit un grain de plomb qui perfora cet organe à l'union de la cornée et de la sclérotique pour aller se loger dans le corps ciliaire. Ce corps étranger fut parfaitement toléré, il ne donna lieu dès le début à aucune réaction inflammatoire. La plaie se cicatrisa, et le malade se croyait à l'abri de tout danger, quand trois mois après l'accident survint une irido-choroïdite droite de la forme la plus aiguë. En même temps, l'œil gauche est pris de cyclite sympathique ; les douleurs sont vives et coïncident avec celles de l'œil primitivement lésé.

En proie à de telles souffrances, le malade se présente à la clinique, le 2 février 1880 : M. Desmarres propose l'opération, mais il engage le malade à attendre quelques jours que les accidents aigus soient un peu calmés. Sur les instances du malade qui demande à être opéré séance tenante, M. Desmarres qui avait réussi plusieurs fois en opérant dans de pareils cas, fait l'amputation partielle de l'œil. Les douleurs de l'œil opéré disparaissent immédiatement après l'opération ; les douleurs de l'œil gauche vont en diminuant, et cinq jours après elles n'incommodent plus le malade. La cyclite entre en voie de régression, les troubles s'amendent et au dix-huitième jour l'acuité visuelle de l'œil gauche est redevenue excellente.

A l'œil droit, la plaie se cicatrise, et cinq semaines après l'opération le malade retourne guéri dans son pays.

Observation VII (Hôpital Cochin. Service de M. Després).

Staphylôme de la cornée gauche. — Irritation sympathique de l'œil droit. — Amputation de l'hémisphère antérieur gauche. — Guérison.

Madame Galefin, âgée de 46 ans, pâtissière à Issoudun, se présente le 18 avril 1879 à la consultation de l'hôpital Cochin. M. Després pose le diagnostic staphylôme de la cornée gauche avec irritation sympathique à droite.

L'œil gauche qui n'avait jamais été douloureux antérieurement l'est devenu depuis deux mois; les douleurs furent très intenses, avec irradiations périorbitaires, et actuellement elles persistent encore. A la pression, la sensibilité est exagérée, l'œil est injecté, et la vision est absolument nulle.

Trois à quatre semaines après le début des douleurs de l'œil gauche, le droit commence à éprouver certains troubles irritatifs : la vue baisse, les douleurs persistent ; il y a du larmoiement, de la photophobie, de la sensibilité à la pression. Acuité visuelle peu diminuée, lorsque l'œil vient de se reposer un certain temps, toutefois intégrité organique.

Le 18 avril 1879, M. Desprès fait l'amputation partielle de l'œil gauche; les suites opératoires furent simples, et le 13 juin la malade sortait guérie du service. Aujourd'hui, vingt et un mois après l'opération, persistance de guérison, pas de douleur, vue excellente à droite, pas de fatigue de l'œil artificiel.

Observation VIII

Glaucôme ancien à droite. Iridectomie insuffisante. Troubles sympathiques à gauche. Amputation de l'hémisphère antérieur de l'œil droit. Guérison. (Hôpital Cochin. Service de M. Desprès).

Madame D... Marie, journalière, âgée de 72 ans, a eu il y a deux ans environ, une affection glaucomateuse de l'œil droit, traitée sans succès par l'iridectomie, et à la suite de laquelle elle perdit cet œil : le 24 mai 1880, elle ressentit des douleurs très vives dans l'œil gauche, après y avoir eu du larmoiement pendant quelques jours. La vision y est beaucoup diminuée; le globe oculaire est tendu, douloureux, surtout à la pression, la cornée est un peu terne.

Le 7 juin, M. Desprès pratique l'amputation partielle de l'œil droit : cette opération n'eut que des suites très simples et le 5 juillet la malade quittait le service bien guérie.

Observation IX (Clinique de M. Desmarres).

Symblépharon gauche à la suite de brûlure. Pupille artificielle. Perte de l'œil droit par brûlure. Irido-choroïdite de l'œil droit avec menaces d'ophthalmie sympathique. Amputation de l'hémisphère antérieur droit. Guérison.

M. P..., à la suite d'une brûlure de l'œil gauche et d'un symblépharon occupant toute la moitié inférieure de la cornée, a été opéré de pupille artificielle il y a dix-huit ans.

Ce malade a perdu l'œil droit par brûlure lors de son accident. Jusqu'ici, il a pu, grâce à sa pupille artificielle, faire convenablement son service. Il n'a pas, depuis son accident, éprouvé de douleurs, ni dans l'œil droit, ni dans l'œil gauche.

En mars 1880, l'œil droit est atteint d'irido-choroïdite avec névralgies intenses : en même temps l'œil gauche présente quelques troubles fonctionnels. La gravité du cas, surtout chez cet homme, qui n'avait plus qu'une partie du champ pupillaire gauche, fit que M. Desmarres proposa l'opération immédiate qui fut acceptée.

Les troubles fonctionnels de l'œil gauche disparurent aussitôt après l'opération. L'irido-choroïdite de l'œil droit s'amenda et deux mois après l'opération, le malade était guéri.

Mais pour pratiquer l'opération dans les deux cas que nous avons examinés plus haut, il faut évidemment l'assentiment du malade ; or, il est bien souvent difficile de lui faire comprendre, pour un accident si minime en apparence, la gravité de sa situation et la nécessité de lui enlever l'œil. Il hésite et attend jusqu'à la dernière extrémité que l'affaiblissement de l'œil resté sain vienne confirmer le pronostic du médecin. Quand il se décide à l'opération, souvent les progrès de l'altération de l'œil sont assez avancés pour ne permettre de retirer qu'un avantage limité de l'énucléation de l'œil blessé, si toutefois encore il n'est pas condamné à une cécité incurable.

M. Warlomont au Congrès de Genève se plaint aussi de cette résistance des malades.

A quoi peut donc tenir cette appréhension? Évidemment à ce que l'énucléation est une opération effrayante. Pourquoi ne pas vulgariser l'amputation de l'hémisphère antérieur de l'œil, opération si simple, si efficace dans la plupart des cas, et qui a le mérite d'être beaucoup plus facilement acceptée du malade.

Nous avons vu un malade à qui l'on proposait l'opération, la refuser d'abord, et accepter ensuite quand on lui eut expliqué qu'on ne devait lui enlever qu'une petite portion de l'œil sur lequel on appliquerait ensuite un appareil prothétique capable de cacher sa difformité.

Si l'on voit aujourd'hui plus d'opérations curatives que d'opérations préventives, c'est simplement parce que l'énucléation est trop radicale ; il est probable que si l'amputation partielle était plus largement pratiquée, le nombre des opérations préventives serait supérieur à celui des opérations curatives, et partant, les résultats seraient incomparablement meilleurs.

CONCLUSIONS

De l'étude à laquelle nous nous sommes livré, nous croyons pouvoir tirer les conclusions suivantes :

I. — L'amputation de l'hémisphère antérieur de l'œil est applicable dans la plupart des cas d'ophthalmie sympathique.

II. — Dans les cas où elle est indiquée, elle est aussi efficace que l'énucléation tout en présentant moins de gravité qu'elle.

III. — Ce procédé accepté, les opérations curatives diminueraient, et seraient remplacées par des opérations préventives.

IV. — L'amputation partielle de l'œil a l'avantage de présenter un beau moignon, sur lequel s'adapte facilement un appareil prothétique, capable de masquer complètement toute difformité de l'œil opéré.

V. — L'œil opéré est aussi mobile qu'avant l'opération, et suit tous les mouvements de son congénère.

VI. — L'opération est très facile à exécuter.

INDEX BIBLIOGRAPHIQUE

Abadie. — Traité des maladies des yeux, t. I, p. 317. Paris 1876.

Bonnet (de Lyon). — Annales d'oculistique, t. V. p. 27 et t. VII, p. 30, 1876.

Boucheron. — Section des nerfs ciliaires et du nerf optique en arrière du globe de l'œil au lieu de l'énucléation dans l'ophthalmie sympathique (*Gazette méd de Paris*, p. 37).

De Brondeau. — Des affections sympathiques de l'un des yeux à la suite des blessures de l'autre œil. Thèse de Paris, 1833, n° 181.

Denonvilliers et **Gosselin.** — Traité théorique et pratique des maladies des yeux. Paris 1855.

Desmarres (Alph.). — Leçons cliniques sur la chirurgie oculaire, page 455.

Laqueur. — Études sur les affections sympathiques de l'œil. Thèse de Paris, 1869, p. 55.

Mackenzie. — Traité des maladies des yeux, traduit par Laugier, 1844.

Meyer. — Traité des maladies des yeux.

Mooren (Albert). — De l'ophthalmie sympathique, traduction française de Lebeau (Liège 1870).

Panas. — Ophthalmie sympathique. Leçons sur les maladies inflammatoires des membranes internes de l'œil, 6e leçon.

Rheindorf. — Sur l'ophthalmie sympathique. Lille 1865.

Reclus (Paul). — Des ophthalmies sympathiques (thèse d'agrégation, Paris 1878).

Rondeau. — Des affections oculaires réflexes et de l'ophthalmie sympathique. Thèse Paris 1866.

Tavignot. — Iritis sympathique (*Gazette des Hôp.*, Paris, 1849).

Warlomont. — Rapport du Congrès de Genève.

Verneuil. — De l'occlusion permanente des paupières par la blépharorrhaphie dans certains cas d'ophthalmie sympathique (*Gazette Hebdomadaire*, Paris 1844).

Vignaux. — De l'ophthalmie sympathique. Thèse de Paris 1877.

Warlomont. — De l'énucléation du globe de l'œil, comme moyen préventif de l'ophthalmie sympathique.

Wecker. — De l'énucléation de l'œil, comme moyen préventif de l'ophthalmie sympathique (*Gazette des Hôpit.*, Paris 1865).

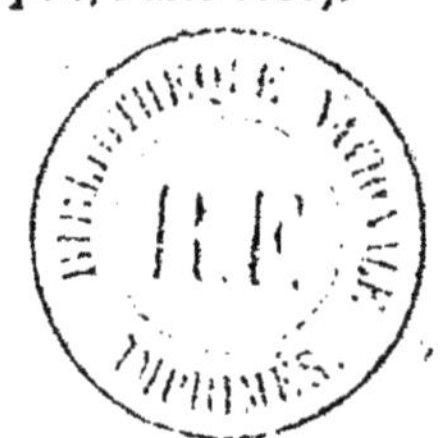

Imprimerie A. Derenne, Mayenne. — Paris, boulevard Saint-Michel 52.

Imprimerie A. DERENNE, Mayenne. — Paris, boulevard Saint-Michel, 52.

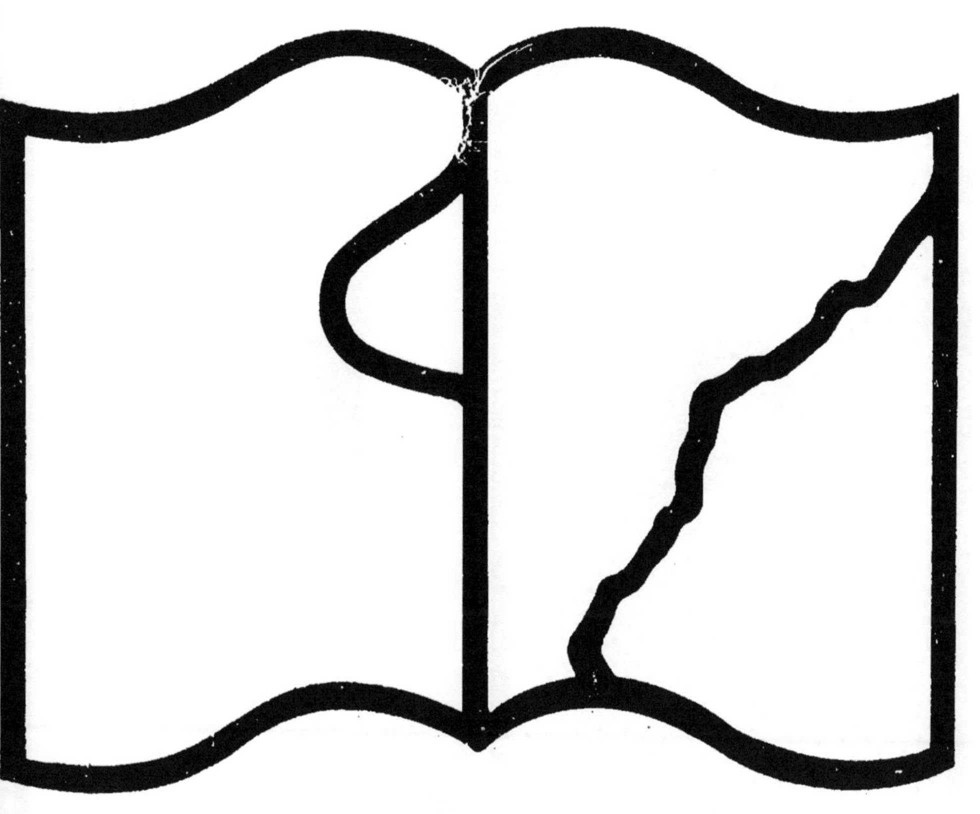

Texte détérioré — reliure défectueuse

NF Z 43-120-11

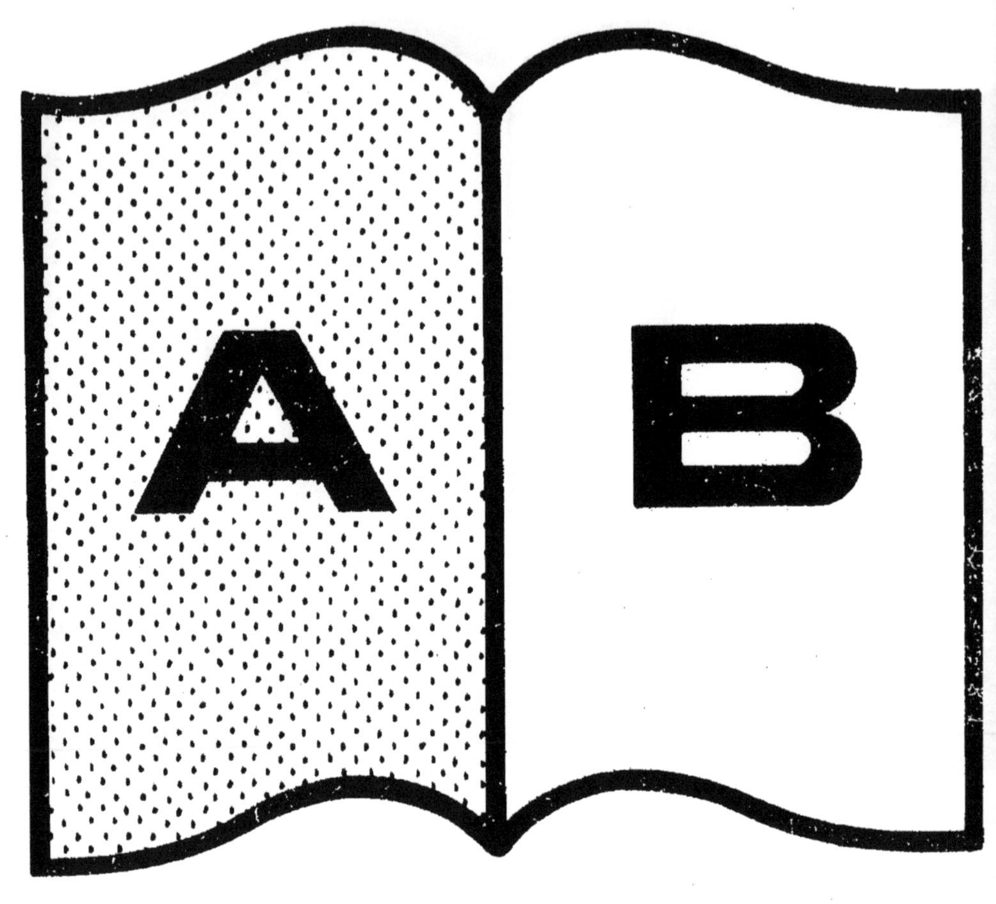

Contraste insuffisant

NF Z 43-120-14

www.ingramcontent.com/pod-product-compliance
Ingram Content Group UK Ltd.
Pitfield, Milton Keynes, MK11 3LW, UK
UKHW021214230726
13926UKWH00003B/1018

9 782016 178911